LA

MÉDECINE PNEUMATIQUE

DU MÊME AUTEUR :

Traitement des maladies des voies respiratoires par l'administration des vapeurs, des gaz et des liquides pulvérisés. — Paris, 1866.

Recherches statistiques sur les accidents causés par l'accès épileptique, en collaboration avec le Dr L. Reynaud. — Paris, 1864.

De la lithotritie périnéale dans la Cystotomie. — Paris, 1866.

Revue médicale photographique des Hôpitaux de Paris. 1re année : 1869. En collaboration avec le Dr A. de Montméja.

Paris. — Imprimé chez Alcan-Lévy, 61, rue de Lafayette.

LA MÉDECINE

PNEUMATIQUE

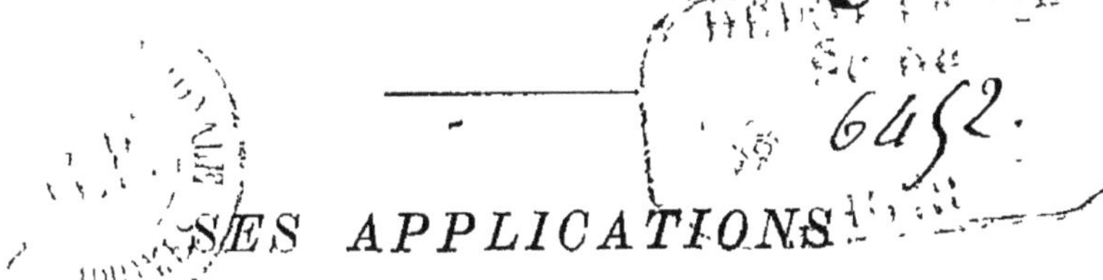

SES APPLICATIONS

AU TRAITEMENT

DES

MALADIES DES VOIES RESPIRATOIRES

PAR

LE DOCTEUR J. RENGADE

Spira, Spera.

PARIS

AD. DELAHAYE, LIBRAIRE-ÉDITEUR

PLACE DE L'ÉCOLE-DE-MÉDECINE

et

PHARMACIE GELIN, 38, RUE ROCHECHOUART

1873

MÉDECINE PNEUMATIQUE

Considérée dans ses applications les plus étendues, la médecine pneumatique peut être définie l'art de guérir les maladies par l'emploi raisonné de médicaments à l'état de *gaz*, de *vapeur*, ou de *poussière liquide*.

Sous ces diverses formes, les substances actives possèdent, en effet, le grand avantage d'avoir accès au sein d'organes essentiels, qui ne tolèrent point les médicaments solides ou liquides. Seules, entre toutes, elles peuvent, par la respiration, pénétrer directement, avec l'air, au centre même de la poitrine, jusque dans les cellules des poumons, et s'y mêler au sang, au moment précis où il y afflue pour s'y régénérer.

Sans doute, un fait aussi considérable suffirait à expliquer pleinement l'efficacité de la médecine pneumatique ; mais ce puissant système de médication, dont nous avons le premier, en 1866, cherché à réunir les éléments épars sur une base scientifique (1), repose, en outre, sur cette vérité physiologique non moins importante, que la membrane intérieure des poumons est la plus étendue et la plus rapide de toutes les surfaces absorbantes du corps humain.

Tandis, en effet, qu'un médicament administré par la bouche met souvent plusieurs heures à manifester son action, c'est en quelques secondes qu'il agit, quand il est introduit par les voies de l'air jusqu'à la muqueuse pulmonaire. Le chloroforme n'anesthésie immédiatement le malade que parce qu'il est administré de cette façon ; les gaz asphyxiants et toxiques n'agissent avec une si remarquable promptitude que parce qu'ils pénètrent, de la même manière, au centre de l'organe où s'accomplit l'acte physiologique le plus essentiel à la vie.

N'est-il point incontestable encore que la voie respiratoire est la véritable porte ouverte à toutes les maladies infectieuses et miasmatiques dont les germes pénètrent en nous avec l'air que nous respirons ; et dans cet autre fait d'une importance capitale, le médecin ne doit-il point trouver l'indication formelle d'administrer par la même voie les substances médicamenteuses reconnues efficaces contre ces fléaux divers ?...

N'est-il point logique, en un mot, que par où le mal a passé, le médicament pénètre, et que, suivant la même route, il se glisse sur les traces de l'élément

---

(1) *Traitement des maladies des voies respiratoires, par l'administration des vapeurs, des gaz et des liquides pulvérisés.* In-8, Paris, 1866.

morbide, plutôt que de choisir, pour aller à sa rencontre, la voie détournée de l'estomac et de l'intestin ?

Mais si la méthode pneumatique s'impose à ce point au praticien pour le traitement des maladies en gé· néral, est-il possible d'en trouver une plus précise et plus nettement indiquée pour le traitement spécial des *maladies propres aux organes respiratoires ?*

Si quelque médicament doit agir en ces cas, n'est-ce point celui qui sera directement envoyé au siége du mal, celui qui, dans le foyer même de la lésion, pourra s'attaquer à elle, et, pour ainsi dire, la combattre corps à corps ?... N'est-il point, enfin, d'une absolue évidence qu'il faut, avant tout, envoyer au larynx, aux bronches, aux poumons malades, des médicaments qu'ils puissent admettre et recevoir ?...

Or, jusqu'à présent, les *fluides aëriformes* seuls se trouvent dans ces conditions indispensables ; dans toutes les affections des voies aëriennes, c'est donc principalement aux agents médicamenteux de cette nature qu'il faut songer à recourir.

Application de la méthode au traitement des maladies des voies respiratoires. — Sur ces données consacrées par l'observation et l'expérience, il était de toute logique d'instituer contre les maladies les plus fréquentes et les plus graves des voies respiratoires, un traitement *direct* et *rationnel*, qui pût répondre à toutes les exigences de la théorie, et présenter en même temps aux malades les plus sérieuses garanties d'efficacité.

Et d'abord il ne fallait point chercher un médicament unique, dont nous eussions proclamé les vertus contre toutes les affections des voies aëriennes indistinctement.

Outre qu'il n'existe point de panacée, c'eût été trahir nos propres convictions qu'employer ce moyen commode mais misérable, et paralyser dès le principe une excellente méthode dont nous rêvons surtout le développement scientifique et la prompte vulgarisation.

Dans l'arsenal pneumatique, il n'était guère possible, cependant, de trouver d'emblée des agents à la fois véritablement actifs et d'une administration facile. On ne manipule point, comme des médicaments ordinaires, des corps gazeux impalpables ; nous devions donc, avant tout, créer des appareils permettant au malade de préparer lui-même, de combiner et d'absorber par inhalation les médicaments aëriformes reconnus les plus salutaires contre la généralité des maladies des organes aëriens.

Propriétés de l'acide carbonique. — Parmi ces médicaments, un grand nombre se recommandaient à nous ; mais le plus universel de tous par ses propriétés si variées, *l'acide carbonique*, était particulièrement l'objet de nos études quotidiennes. Nous avions connaissance des excellents résultats qu'il avait donnés, même à *l'état simple*, à de consciencieux médecins, en Angleterre et dans les grands établissements thermaux de l'Allemagne ; et nous avions, pour corroborer les nôtres, les observations et les expériences non moins concluantes des docteurs Spengler, Willemin, Rotureau, Herpin (de Metz) (1),

---

(1) *De l'acide carbonique et de ses applications*, Paris, 1864.

Durand-Fardel, Demarquay, Goin, Follin, Maison-
neuve, Broca, Constantin Paul, Ch. Bernard, etc.,
sur le même agent thérapeutique (1).

Tandis, cependant, que nos honorables confrères
envoyaient leurs malades suivre la médication carbonique à Nauheim, à Kissingen, à Ems, à Saint-
Alban, etc., ou se bornaient à faire, avec succès d'ailleurs, des applications topiques de gaz, nous nous effor-
cions surtout de rendre l'administration du médicament plus pratique, plus générale, plus efficace, et
nous y parvenions enfin, au moyen de nos appareils
spéciaux, le *Pulvérisateur hydro-pneumatique* et le
Gazogène inhalateur, qui ne fournissent plus seulement de l'acide carbonique *simple*, mais un gaz associé à des poussières, à des vapeurs de liquides médicamenteux, pareillement douées d'une grande activité.

Traitement actif ou direct. — Contre la plupart des maladies de la gorge et de la poitrine, nous
avons donc aujourd'hui à notre disposition, comme base
de *traitement direct*, un agent gazeux d'une véritable
puissance ; l'acide carbonique pouvant efficacement
combattre, en sa qualité reconnue de médicament à
la fois *stimulant, antiputride, cicatrisant* et *analgé-
sique*, les principaux phénomènes morbides de ces
affections, savoir : la *marche chronique*, la *sécrétion
fétide*, l'*ulcération rebelle*, le *spasme* et la *douleur*.

---

(1) Un grand nombre de ces observations sont rapportées en
détail dans l'excellent ouvrage de M. le Dr Demarquay : *Essai de
pneumatologie médicale*, publié en 1866, et renfermant, outre
l'exposé des savantes recherches personnelles à l'auteur, l'histoire
médicale complète de l'acide carbonique.

En renforçant, en outre, ces propriétés multiples du gaz de celles, non moins efficaces, des autres médicaments auxquels nos appareils nous permettent de l'associer, on comprend combien nous pouvons agrandir encore sa sphère d'action.

Dans la matière médicale tout entière, il n'existe pour ainsi dire aucune substance véritablement active qui ne puisse être administrée sous forme de gaz, de vapeur ou de poussière liquide, et cette faculté que nous conservons de remplacer au besoin un médicament dont l'influence se serait émoussée, par un autre plus énergique ou plus spécial, élève sans contredit la méthode pneumatique au niveau des systèmes thérapeutiques les moins indiscutables et les plus puissants.

Ce n'est point, toutefois, qu'après nous être prononcé contre l'universalité d'un remède unique, nous soyons maintenant tenté d'attribuer des vertus extraordinaires à la diversité des médicaments.

Avec les meilleurs praticiens de notre époque, nous estimons, au contraire, que le succès en thérapeutique réside essentiellement dans l'emploi judicieux d'un petit nombre de substances médicamenteuses prudemment choisies ; et c'est avec cette conviction qu'après de nombreux essais pour éviter des tâtonnements à nos confrères, et faciliter aux malades l'usage de la médecine pneumatique, nous avons composé les diverses *préparations auxiliaires* destinées à être poudroyées ou réduites en vapeurs dans nos différents appareils.

C'est ainsi que la *mixture iodo-balsamique*, spécialement réservée aux inhalations, que les *cigarettes antidyspnéiques*, destinées à être consumées dans les fumigateurs, que les *solutions* dont la pulvérisation simultanée doit donner à l'*état naissant*, — c'est-à-dire à leur plus haut degré d'activité. — l'*iode*, le *soufre*, et tous les grands médicaments qui pourraient être nécessaires, sont des préparations éprouvées, sûres, et dont l'emploi méthodique suffira certainement à triompher du mal, dans la grande majorité des cas.

Tels sont, en somme, jusqu'à présent, les seuls moyens pratiques de traiter *directement* les maladies des voies respiratoires ; les seuls procédés qui permettent d'introduire des médicaments *actifs* au foyer même du mal qu'il s'agit de combattre.

Traitement adjuvant. — Est-ce à dire, cependant, qu'il faut s'en tenir à leur usage, et qu'à l'exclusion de tous autres, ils doivent toujours inévitablement vaincre la maladie ? Loin de nous de le prétendre. Il est bien évident que si l'on n'a recours à la médication pneumatique qu'après avoir longtemps souffert d'une affection chronique dont le retentissement sur l'économie aura pu amener de graves désordres dans la nutrition ou le fonctionnement des organes, il sera naturellement indiqué d'employer concurremment des agents reconstituants et toniques, de suivre un régime qui réponde aux besoins d'une constitution ébranlée par la maladie ; de recourir enfin à un *traitement adjuvant*, dont les bons effets se feront d'autant mieux sentir qu'ils faciliteront et complèteront ceux de la médication directe.

Le plus souvent, c'est au médecin qu'il appartiendra de prescrire au malade ces moyens secondaires, qui ne manqueront point ainsi d'être parfaitement approprié à ses besoins. Nous recommanderons, toutefois, qu'ils soient toujours aussi simples que possible, afin qu'ils ne puissent jamais entraver l'action du traitement principal.

Dans les pages suivantes, à propos des maladies des voies respiratoires considérées en particulier, nous ferons connaître notre habitude de procéder à cet égard ; aussi nous bornerons-nous à dire ici que les solutions médicamenteuses dont nous prescrivons l'usage à l'intérieur, aussitôt après l'emploi des agents directs dans les affections chroniques graves, répondent à plusieurs indications. Outre qu'elles soutiennent la médication active, elles apaisent promptement la chaleur ou le chatouillement à la gorge qui résultent parfois de l'aspiration des fluides aëriformes, précisément alors qu'ils agissent le mieux ; elles font disparaître le goût spécial de certaines pulvérisations ; elles reposent enfin le malade de la fatigue momentanée qui peut se manifester, sans autre inconvénient d'ailleurs, après une inhalation régulièrement continuée durant quelques minutes.

Nous venons d'exposer en quelques lignes la théorie de la méthode pneumatique, et son application générale aux maladies des organes aëriens. Dans un ouvrage plus considérable que nous nous proposons de publier prochainement, nous embrasserons dans son ensemble et nous développerons jusqu'à ses dernières limites, cette intéressante partie de l'art.

Il nous reste aujourd'hui, pour que cette notice soit aussi utile que nous le désirons, à faire connaître le fonctionnement de nos appareils, l'indication de chacun d'eux, les règles à suivre dans l'usage des médicaments qu'ils servent à préparer.

Nous espérons remplir ce programme avec toute la précision et la clarté désirables ; et pour y parvenir, nous répartirons méthodiquement les maladies des voies respiratoires justiciables de la médecine pneumatique, dans les trois groupes naturels suivants :

1º MALADIES DE LA GORGE. — ANGINES et LARYNGITES simples, granuleuses, herpétiques, ulcéreuses, etc. — PHTHISIE LARYNGÉE. — SPASMES DE LA GLOTTE. Aphonie, Enrouement, etc.

2º MALADIES PULMONAIRES CATARRHALES. — PHTHISIE chronique et galopante. — BRONCHITE CHRONIQUE. — DILATATION DES BRONCHES. — GANGRÈNE DU POUMON. — ASTHME HUMIDE. — EMPHYSÈME, etc.

3º MALADIES PULMONAIRES NERVEUSES. — ASTHME SEC. — ANGINE DE POITRINE. — Oppressions, Toux nerveuses. — COQUELUCHE, etc.

MALADIES DE LA GORGE

Angines et Laryngites *simples*, *granuleuses*, *herpétiques*, *ulcéreuses*, etc. — **Phthisie laryngée.** — **Spasmes de la glotte.** — *Aphonie*, *enrouement*, etc.

CARACTÈRES ET SYMPTÔMES. — Maladies remarquables par leur fréquence et leur propension à passer à l'état chronique. — Elles débutent ordinairement par l'un des nombreux organes situés dans la gorge (voile du palais, amygdales, muqueuse pharyngée, épiglotte, larynx, etc.), pour s'étendre souvent, de proche en proche, à toute la région. — La plupart des maladies constitutionnelles, les fièvres éruptives et putrides, etc. retentissent habituellement aussi sur ces mêmes organes.

La rougeur, la sécheresse, le gonflement, la déglutition difficile, l'altération de la voix, la sécrétion de mucosités filantes, caractérisent l'*angine* et la *pharyngite ;* mais dès que le *larynx* est envahi, l'enrouement, l'aphonie plus ou moins complète, une ardeur pénible, de l'oppression, de la suffocation, etc., s'ajoutent aux phénomènes précédents. — La muqueuse, dans la laryngite et l'angine *granuleuses*, se couvre d'une éruption jaunâtre et présente de petites veinules d'un rouge vif, visibles surtout au laryngoscope.

TRAITEMENT

Comme nous l'avons exposé dans les préliminaires, la médication complète comprend le *traitement actif* ou *direct*, c'est-à-dire l'emploi des moyens pneumatiques ; et le *traitement adjuvant,* nécessaire dans les diverses circonstances que nous ferons connaître plus loin.

TRAITEMENT ACTIF ou **DIRECT.** — C'est de beaucoup le plus important. Il exige :

1° Un pulvérisateur hydro-pneumatique ;
2° Des sels effervescents ;
3° Une mixture pour inhalations ;
4° Deux solutions à pulvériser.

LE PULVÉRISATEUR HYDRO-PNEUMATIQUE
et son mode d'emploi.

Le *pulvérisateur hydro-pneumatique,* construit sur nos indications par l'habile fabricant d'instruments de chirurgie, M. Galante, et présenté à l'Académie de médecine dans sa séance du 12 août 1873, par M. Béclard, secrétaire perpétuel, est un appareil d'un maniement facile, malgré sa complication apparente, et n'offrant aucun danger.

Une note, lue devant la savante assemblée et publiée par toute la presse médicale (1), expose en détail les nombreux avantages de l'instrument ; mais comme il serait trop long de la reproduire intégralement ici, nous nous bornerons à donner les instructions indispensables pour mettre d'abord l'appareil en état de fonctionner, et le faire servir ensuite, suivant les besoins,

(1) Voir entre autres : le *Bulletin de l'Académie de médecine.* la *Gazette de médecine et de chirurgie,* le *Courrier médical,* etc., du 16 au 25 août 1873.

aux *pulvérisations*, aux *inhalations*, à l'administration de *douches gazeuses*.

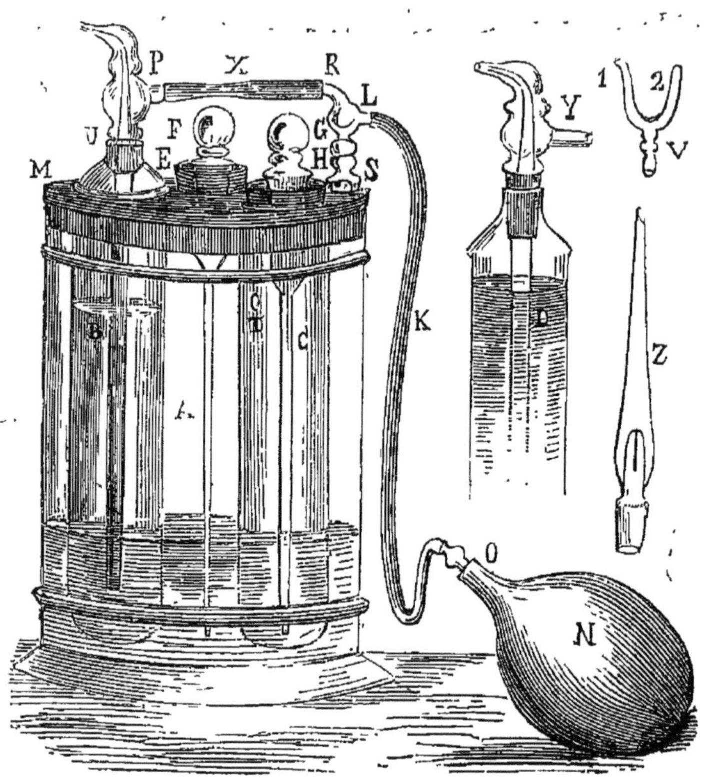

Le pulvérisateur hydro-pneumatique

PRÉPARATION DE L'APPAREIL

L'appareil étant placé sur une table, armé de sa poire élastique N, et fermé par le disque en caoutchouc M, comme le représente la figure :

1° Détacher le pulvérisateur P du tube de caoutchouc X et du goulot U, pour introduire dans le flacon B, jusqu'aux trois quarts de la hauteur, la *solution iodurée* ou *sulfureuse*, pour la pulvérisation. — Replacer et réadapter immédiatement le pulvérisateur.

2° Enlever d'abord le tampon de verre G, puis le bouchon de caoutchouc H, avec le tube qui le traverse, pour faire tomber dans la cloche C une à deux cuillerées à café de la *mixture* pour inhalations (1).

Replacer le bouchon H avec son tube, dont la pointe devra plonger dans le liquide volatil; mais ne point refermer le tube avec le tampon de verre.

3° Enlever d'une seule pièce le bouchon E, avec le tube qui le traverse et le tampon de verre qui le surmonte. Introduire par l'ouverture, dans le grand vase A, un demi-verre environ *d'eau ordinaire*. — Replacer le bouchon E avec son tube toujours surmonté de son tampon.

FONCTIONNEMENT DE L'APPAREIL

L'appareil, ainsi préparé, se prête aux diverses combinaisons qui suivent :

I. — PULVÉRISATIONS

Précautions à prendre pour faire une pulvérisation. — Le bec du pulvérisateur étant placé à l'entrée de là bouche grande ouverte, presser seulement sur la poire élastique au moment de l'*inspiration*, qui devra être à la fois *lente* et *profonde*, afin que le brouillard pénètre aussi avant que possible dans les voies aériennes. — Ne point se presser et se borner à *six* ou *huit* aspirations médicamenteuses par minute. — Avoir soin de protéger ses vêtements par une serviette et de ne point envoyer la pulvérisation sur les

---

(1) Pour obtenir une évaporation plus active, il est préférable d'introduire dans la cloche C des fragments d'éponge imbibés de mixture, en prenant soin, toutefois, qu'ils n'obturent point l'orifice intérieur du tube.

lèvres ou sur les joues. Une maladresse de ce genre serait surtout désagréable si l'on produisait de l'*iode naissant* qui teindrait momentanément la peau en rouge-brun.

Formule A. — **Pulvérisation simple par l'air mêlé de vapeurs.** — Il suffit, pour l'obtenir, de presser sur la poire élastique, après avoir préparé l'appareil comme il a été dit plus haut. Le liquide poudroyé qui s'échappe par le bec du pulvérisateur, est imprégné des vapeurs émanées de la cloche C, et les porte avec lui sur les parties malades contre lesquelles il est dirigé.

Formule B. — **Pulvérisation simple par l'acide carbonique mêlé d'air ou de vapeurs.**—Pour préparer l'*acide carbonique*, enlever d'une seule pièce le bouchon E avec le tube qui le traverse et le tampon de verre qui le surmonte. — Verser dans l'eau préalablement introduite une *dose* de *chacun* des *sels effervescents* (1).— Le dégagement du gaz étant instantané, replacer aussitôt le bouchon E, muni de tous ses accessoires, et presser sur la poire élastique pour obtenir la *pulvérisation* par l'*acide carbonique mêlé de vapeurs*. — Si l'on veut employer l'acide carbonique *seul*, fermer au moyen du tampon de verre G le tube de la cloche C, mais enlever le tampon F qui ferme le tube opposé.

---

(1) Les *sels effervescents* préparés par M. Gelin, pharmacien, 38, rue Rochechouart, sont *fragmentés* ou *granulés* comme il convient pour que la production du gaz ne soit ni trop lente ni trop vive, aussi ne faut-il point les pulvériser et doit-on les doser exactement avec la petite *mesure* en verre, qui toujours accompagne les flacons. Si la pression était trop forte encore, malgré que l'on se hâtât de faire fonctionner la poire et que l'eau fût chassée par les tubes de sûreté, on verserait *en deux fois* la dose des sels avec un intervalle de quelques minutes.

FORMULE C.— **Pulvérisation double pour la production de l'iode ou du soufre naissants.**

1º Enlever avec précaution le disque de caoutchouc M, pour en ôter la cloche C, que l'on fait aisément glisser en la poussant de bas en haut par de légers mouvements de rotation, et au besoin, en mouillant légèrement le verre.

2º Remplacer la cloche par le pulvérisateur accessoire D, préalablement rempli jusqu'aux trois quarts de la hauteur, de la SOLUTION RÉACTIVE pour la production de l'*iode* ou du *soufre* naissants.

3º Diriger le bec des deux pulvérisateurs vers le même point. — Faire en sorte que les liquides à pulvériser soient sensiblement à la même hauteur dans les deux flacons.

4º Rajuster soigneusement le disque de caoutchouc M sur le vase A.

5º Relier en arrière les deux pulvérisateurs au moyen du tube accessoire à double courant V, dont les deux branches garnies de caoutchouc 1 et 2 seront adaptées l'une à l'embout L, l'autre à l'embout Y, de chacun des pulvérisateurs. — Ajuster sur le tube V le tube de caoutchouc K, communiquant avec la poire élastique.

6º Préparer l'acide carbonique au moyen des *sels effervescents*, comme il a été dit au précédent paragraphe. — Enlever toujours le tampon de verre F, que l'on emploie ou non l'acide carbonique à la pulvérisation.

L'appareil étant ainsi disposé, la pression de la poire élastique donne lieu à deux pulvérisations simultanées, qui, se mêlant aussitôt et réagissant l'une sur l'autre, mettent en liberté l'*iode* ou le *soufre* à leur plus haut degré d'activité.

Successivement proclamée par divers chimistes et plus récemment par le docteur J. Bernard, dont nous

avons eu l'occasion d'analyser le curieux travail (1),
cette action supérieure du médicament à l'état naissant devient bien plus considérable encore quand elle
est doublée de celle de l'acide carbonique. Nous ne
craignons point d'affirmer que l'on ne saurait appli-
quer, contre les maladies qui nous occupent, un moyen
thérapeutique plus puissant que celui qui résulte de
cette combinaison (2).

II. — INHALATIONS

Inhalations de gaz et de vapeurs. — Sans
qu'il puisse remplacer le *gazogène inhalateur* pour
les grandes inhalations nécessaires contre les maladies catarrhales de la poitrine, le pulvérisateur hydro-
pneumatique nous sert efficacement à faire pénétrer
jusqu'au larynx l'acide carbonique et les vapeurs
auxquelles il peut être associé.

FORMULE D. — L'appareil étant disposé comme le
représente la figure, et la cloche C contenant la *mixture*
pour inhalations, préparer l'*acide carbonique* absolument comme il a été dit plus haut à propos de la pulvérisation simple par ce gaz (Voir formule B). — Détacher
la poire N du tube de verre O, destiné à servir d'embou-
chure, et celle-ci étant placée entre les lèvres, aspirer
assez fort pour que la soupape S, s'ouvrant aisément, les
vapeurs et l'acide carbonique remplissant le vase A,

---

(1) L'*Histoire* : Causerie médicale du 17 avril 1870.

(2) En concentrant les solutions à pulvériser, les effets peuvent
être plus énergiques encore ; mais le malade ne saurait rien
tenter en ce sens, que sur le conseil du médecin. (Voir la note
sur *dosage* à la fin de la brochure.)

soient attirés vers la bouche et pénètrent dans la gorge.
— Enlever, pour faciliter l'inhalation, les tampons de
verre F et G.

III. — DOUCHES DE GAZ ET DE VAPEURS

Au lieu d'aspirer les vapeurs et les gaz contenus
dans le grand récipient de l'appareil, il est facile, au
moyen de la poire élastique, de les projeter dans la
gorge, les fosses nasales, la cavité laryngée, etc.

FORMULE E. — On y parvient au moyen du *tube accessoire à soupape* Z, que l'on ajuste par son caoutchouc
au tube R, et que l'on peut appuyer, pour plus de soli-
dité, sur l'embout P du pulvérisateur, après avoir fait
exécuter à celui-ci une demi rotation dans le goulot qui
le maintient.

Le tube à soupape s'oppose à ce que l'air extérieur ne
pénètre, à chaque aspiration, dans la poire, en même
temps que les fluides puisés dans l'appareil, et permet
d'envoyer ceux-ci dans la direction que l'on désire.

Nous nous sommes longuement étendu sur le fonctionnement du pulvérisateur, afin de le rendre aussi
clair que possible. Il ne faudrait point en conclure
que son maniement doit exiger un certain apprentis-
sage. Il suffit, au contraire, de s'en servir une fois
pour en posséder parfaitement le mécanisme.

A présent donc que le malade connaît, outre le jeu
de l'appareil, toutes les ressources qu'il en peut tirer,
voici comment il devra régler son usage contre les
diverses affections que nous avons énumérées en tête
de ce chapitre :

Règles à suivre

POUR LE TRAITEMENT DES AFFECTIONS CHRONIQUES DE LA GORGE, AU MOYEN DU PULVÉRISATEUR HYDRO-PNEUMATIQUE.

Le traitement actif ou direct comprend les deux périodes suivantes :

Première période : Opposer d'abord à la maladie les PULVÉRISATIONS IODURÉES SIMPLES PAR L'AIR ET L'ACIDE CARBONIQUE MÊLÉS DE VAPEURS, pratiquées comme il vient d'être dit à l'article PULVÉRISATIONS, FORMULES A ET B, page 18.

Quatre pulvérisations par jour, de six à huit minutes chacune, pendant huit jours :

1° *Le matin, après le lever,* PULVÉRISATION IODURÉE SIMPLE *par l'air et les vapeurs* (FORMULE A).

2° *A onze heures, avant le repas,* PULVÉRISATION IODURÉE SIMPLE *par l'*ACIDE CARBONIQUE *et les vapeurs* (FORMULE B).

3° *A six heures, avant le repas,* PULVÉRISATION IODURÉE SIMPLE *par l'air et les vapeurs* (FORMULE A).

4° *Le soir, avant de se coucher,* PULVÉRISATION IODURÉE SIMPLE *par l'*ACIDE CARBONIQUE *et les vapeurs* (FORMULE B).

Deuxième période : Après la première semaine, employer les PULVÉRISATIONS DOUBLES POUR LA PRODUCTION DE L'IODE NAISSANT, pratiquées comme il a été dit à l'article PULVÉRISATIONS, FORMULE C, page 19.

Quatre pulvérisations par jour, de six à huit mi-nutes chacune, pendant huit jours :

1º *Le matin, après le lever,* PULVÉRISATION D'IODE NAISSANT.

2º *A onze heures, avant le repas,* PULVÉRISATION D'IODE NAISSANT, *par l'*ACIDE CARBONIQUE.

3º *A six heures, avant le repas,* PULVÉRISATION D'IODE NAISSANT.

4º *Le soir, avant de se coucher,* PULVÉRISATION D'IODE NAISSANT, *par l'*ACIDE CARBONIQUE.

Dans la grande majorité des cas, si les moyens ci-dessus ont été ponctuellement exécutés, une amélioration assez considérable s'est produite, après ces quinze premiers jours, pour que l'on puisse, sans différer, supprimer les deux pulvérisations de la journée. On cesse ensuite celle du soir, puis celle du matin, quand la guérison est complète. Le seul traitement de la *première période* suffit souvent dans les cas simples et légers.

Modifications essentielles au traitement direct suivant la nature de certaines affections. — *Angines herpétiques et granuleuses rebelles.* — Si l'iode n'exerce point une action rapide, lui substituer le *soufre naissant,* en se conformant d'ailleurs aux règles tracées plus haut.

Angines et laryngites avec ulcérations et sécrétions fétides. — Deux fois par jour, matin et soir, dans l'intervalle de deux pulvérisations, faire une *inhalation* supplémentaire d'acide carbonique (voir plus haut : INHALATIONS. Formule D), ou bien projeter sur les parties malades une *douche de gaz et de vapeurs.* (Voir plus haut : DOUCHES. Formule E.)

TRAITEMENT ADJUVANT. — A la médication active que nous venons d'exposer, il est presque toujours inutile d'ajouter d'autres moyens que ceux d'une bonne hygiène.

Et pourtant, dans l'intervalle des pulvérisations, au début du traitement, les malades éprouvent encore parfois des phénomènes si prononcés de sécheresse, d'irritation, de picotement à la gorge, etc., qu'il peut être nécessaire de recourir à un traitement *adjuvant* pour les combattre.

C'est dans ce but que nous prescrivons l'usage, après les pulvérisations, d'une cuillerée à bouche d'une solution antispasmodique spéciale, l'*hydrolat diaphonique*, dont nous avons souvent constaté l'efficacité dans les affections purement nerveuses du larynx et qui suffit à soutenir l'action de la médication directe, en attendant que celle-ci triomphe définitivement de la maladie.

MALADIES PULMONAIRES CATARRHALES

Phthisie *chronique* et *galopante*. — **Bronchite** CHRONIQUE. — **Dilatation** DES BRONCHES. — **Gangrène** DU POUMON. — **Asthme** *humide*. — **Emphysème**.

CARACTÈRES ET SYMPTÔMES. — Début obscur ou marqué par une inflammation aiguë des poumons ou des bronches. — Toux accompagnée de crachats épais, abondants, quelquefois colorés. — Râles dans la poitrine, variant avec la nature de la maladie. — Oppression souvent pénible, soulagée par l'expectoration. — Douleurs assez fréquentes, surtout entre les épaules. — Fièvre revenant par accès plus ou moins éloignés. — Amaigrissement rapide. — Déperdition des forces.

TRAITEMENT

TRAITEMENT ACTIF OU DIRECT. — Les agents pneumatiques *seuls* ayant accès au sein des organes malades, y recourir le plus tôt possible, en se procurant :

1° Un Gazogène inhalateur,
2° Des sels effervescents,
3° Une mixture pour inhalations.

LE GAZOGÈNE INHALATEUR
et son mode d'emploi.

Construit par M. Galante sur nos indications et d'après le principe du Pulvérisateur hydro-pneumatique, le Gazogène inhalateur sert à la préparation de l'acide carbonique gazeux, et à l'inhalation de cet agent combiné aux vapeurs actives d'un liquide volatil.

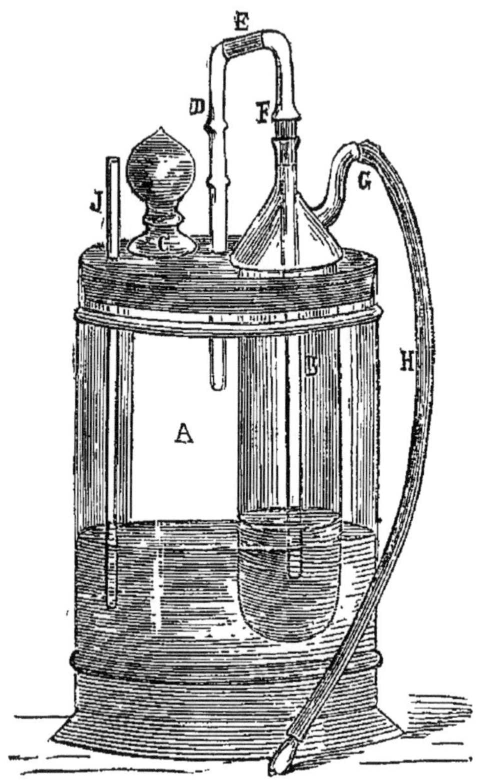

Le Gazogène inhalateur

PRÉPARATION DE L'APPAREIL

Pour mettre le Gazogène en état de fonctionner, il faut :

1° Séparer les deux tubes D et F, en faisant glisser l'anneau de caoutchouc E, ce qui permet, après avoir enlevé le tube F, de verser dans la cloche B, jusqu'au tiers de la hauteur, la mixture pour inhalations.

2° Refermer exactement la cloche ; relier les tubes, et déboucher l'orifice C, pour verser dans le grand vase A *de l'eau ordinaire*, jusqu'au tiers de sa hauteur.

FONCTIONNEMENT DE L'APPAREIL

Le Gazogène étant ainsi préparé :

1° Verser en une ou deux fois, par l'ouverture C, une *dose* de *chacun* des sels *effervescents*, pour obtenir immédiatement une abondante quantité d'*acide carbonique* (1).

2° Refermer rapidement l'orifice, et aspirer aussitôt par le tube GH le gaz qui vient remplir la cloche B, en s'imprégnant des vapeurs du liquide qu'elle contient.

Chaque dose de poudre donne à peu près un litre et demi de gaz, dont le dégagement complet exige au moins une durée de quatre à cinq minutes. Il est donc inutile de faire des aspirations fortes ou précipitées, qui feraient rejaillir jusque dans le tube aspirateur le liquide volatil ; mais il est bon de respirer *longuement* et *profondément*, c'est-à-dire de faire pénétrer jusqu'au fond de la poitrine, le gaz et les vapeurs émanées de l'appareil.

Après la première inhalation, il suffira, pour les suivantes, de verser d'abord les sels dans l'eau, la même quantité de liquide pouvant servir un certain nombre de fois. Quand on jugera bon de le renouveler, on débouchera le grand vase doucement et sans secousse, et l'on prendra soin, avant d'y remettre de l'eau, de le nettoyer des impuretés qu'il pourrait contenir.

De même on ne touchera plus à la mixture renfer-

---

(1) Voir la note sur les *sels effervescents*. page 18.

mée dans la cloche que pour en ajouter quand l'évaporation l'aura sensiblement épaissie ou diminuée.

Le fonctionnement du Gazogène étant bien connu, voici de quelle manière on devra diriger le traitement :

Règles à suivre

POUR LE TRAITEMENT DES AFFECTIONS PULMONAIRES CATARRHALES, AU MOYEN DU GAZOGÈNE INHALATEUR.

1° *Pendant quinze jours, deux inhalations* D'ACIDE CARBONIQUE MÊLÉ DE VAPEURS, *chaque jour :*

La première le matin, après le lever, la deuxième, le soir avant de se coucher.

2° *Dans la journée, avant et après les repas,* INHALATIONS SIMPLES DES VAPEURS DE LA MIXTURE IODO-BALSAMIQUE.

Chaque inhalation devra durer de huit à dix minutes.

Au bout de quinze jours, supprimer l'inhalation carbonique du soir, si l'on ressent une amélioration notable, comme il arrive dans la grande majorité des cas ; puis, cinq à six jours après, l'inhalation du matin ; enfin, graduellement, les inhalations simples de la journée.

Continuer le TRAITEMENT COMPLET, *si la maladie ne s'amendait point, ou le reprendre, au cas où les symptômes reparaîtraient.*

Modifications essentielles au traitement direct, suivant la nature de certaines affections — *Phthisie galopante :* — Agir énergiquement et rapidement. — Ajouter aux inhalations les *pulvérisations d'iode naissant*, pratiquées au moyen du Pulvérisateur hydro-pneumatique.

— Les poussières liquides ayant incontestablement accès dans les organes respiratoires, quoique à un moindre degré que les fluides gazeux, les pulvérisations d'iode, de soufre ou de tout autre médicament, pratiquées au moyen de notre appareil, peuvent, à côté des inhalations carboniques plus directes et plus pénétrantes, rendre de même de grands services dans toutes les affections chroniques des poumons.

TRAITEMENT ADJUVANT. — Un bon régime alimentaire est ici de première nécessité. Nous prescrivons également une cuillerée à bouche, matin et soir, d'une *potion pectorale* destinée surtout à faciliter les fonctions respiratoires, et par conséquent à favoriser les effets des inhalations.

MALADIES PULMONAIRES NERVEUSES

Asthme SEC OU *nerveux.* — **Angine de poitrine.** — *Oppressions. — Toux nerveuses. — Coqueluche.*

CARACTÈRES ET SYMPTÔMES. — Maladies se manifestant par accès presque toujours subits, plus fréquents la nuit que le jour. — Oppression considérable, menace de suffocation. — Douleur aiguë dans la poitrine, s'étendant parfois jusqu'à l'épaule et dans le bras (angine de poitrine). — Toux convulsive quinteuse, avec inspiration sifflante (coqueluche). — Expectoration mousseuse, aërée ou filante. — Etat normal entre les accès.

TRAITEMENT

TRAITEMENT ACTIF OU DIRECT. - Il exige :

1º Un Fumigateur à narghilé ;
2º Une mixture pour inhalations ;
3º Des cigarettes antidyspnéiques.

LE FUMIGATEUR A NARGHILÉ

et son mode d'emploi.

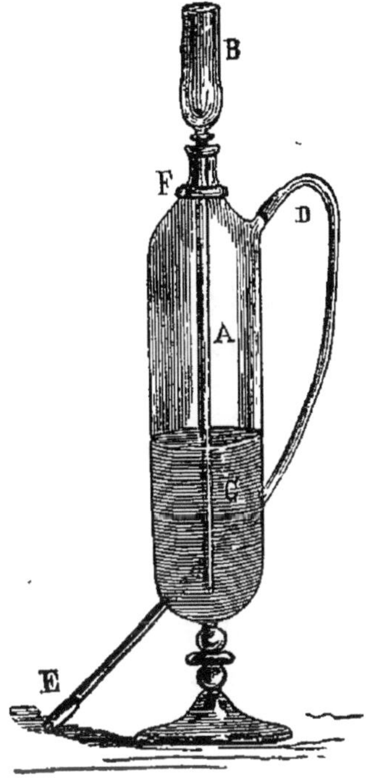

Fumigateur à narghilé

PRÉPARATION DE L'APPAREIL

1º Enlever le tube porte-cigarette B, pour verser par le goulot F, dans le récipient A, jusqu'au tiers de la hauteur, la mixture pour inhalations.

2º Réadapter au fumigateur le tube B. — Y placer une cigarette.

FONCTIONNEMENT DE L'APPAREIL

La cigarette étant allumée, aspirer doucement par le tube DE, de façon à ce que la fumée de la cigarette, traversant le liquide volatil C, vienne se mêler à ses émanations, dans la capacité du fumigateur.

L'aspiration doit être assez lente pour éviter le bouillonnement exagéré de la mixture, mais assez profonde pour que les vapeurs et la fumée pénètrent dans la poitrine.

Règles à suivre

POUR LE TRAITEMENT DES AFFECTIONS PULMONAIRES NERVEUSES, AU MOYEN DU FUMIGATEUR A NARGHILÉ.

Pendant les accès. — *Inhaler aussitôt que possible la fumée d'une cigarette consumée dans le fumigateur, et mêlée aux vapeurs de la mixture.*

Dans l'intervalle des accès. — *Moyen préventif.*

1º Une cigarette tous les soirs avant de se coucher, en pratiquant l'inhalation comme au moment de l'accès ;

2º Dans la journée, avant et après les repas, inhalation simple, pendant 8 à 10 minutes, des vapeurs de la mixture.

MODE D'ACTION DES FUMÉES ANTIDYSPNÉIQUES. — Le docteur Trousseau est un des premiers qui aient reconnu l'efficacité, contre les affections nerveuses de la poitrine, des fumées d'une cigarette médicamenteuse, directement portées dans les poumons.

Tout en adoptant, avec quelques modifications, d'ailleurs, les formules de l'habile praticien, nous ne partageons cependant pas entièrement ses idées sur l'action de cet agent pneumatique.

Tandis, en effet, que le célèbre médecin de l'Hôtel-Dieu attribue aux vapeurs des substances actives dont le papier de la cigarette est imprégné, une influence exclusive, nous pensons, au contraire, que *l'acide carbonique*, composant en grande partie les fumées de la cigarette, joue encore ici le principal rôle ; aussi, dans certains cas d'affections pulmonaires nerveuses, si l'usage des cigarettes, malgré qu'il soit plus spécial, nous semble insuffisant, conseillons-nous conjointement les inhalations carboniques du *Gazogène inhalateur*, et voyons-nous les accidents, jusqu'alors rebelles, s'amender rapidement par l'emploi simultané des deux moyens.

TRAITEMENT ADJUVANT.— Nous ne pouvons que répéter ici ce que nous avons dit à propos des affections pulmonaires catarrhales. Un bon régime est essentiel. Nous recommandons de même l'usage de la *potion pectorale*, pour aider aux fonctions respiratoires, à la dose d'une cuillerée à bouche matin et soir.

Il est à remarquer que les voyages dans les contrées montagneuses, où l'air est *moins dense* et *plus raréfié*, améliorent parfois considérablement certaines affections pulmonaires. A cet égard, l'atmosphère des montagnes agit absolument comme *l'acide carbonique*, quoique, à vrai dire, d'une autre façon. Mais le gaz présente, sur l'air simplement raréfié, de nombreux avantages. Outre qu'il est, comme ce dernier, moins actif que l'air normal, il modifie encore la maladie par ses propriétés spéciales, auxquelles viennent s'ajouter celles des vapeurs qu'il entraîne, quand il se dégage à travers un liquide volatil.

OBSERVATIONS CLINIQUES

Quand nous eûmes l'idée, en 1866, de faire avec les fluides médicamenteux aériformes ce qui s'était pratiqué de tout temps avec les médicaments liquides et solides, c'est-à-dire des *mélanges* et des *combinaisons* aussi variés que les phénomènes et les formes mêmes des maladies, *l'acide carbonique gazeux*, comme nous l'avons dit dans nos préliminaires, avait été déjà utilisé avec succès, quoique à l'état simple, et malgré sa valeur inférieure, inhérente à une grossière préparation.

Les résultats si concluants que nous a donnée, depuis cette époque, la médecine pneumatique telle que nous la pratiquons, ne nous font point oublier cependant combien elle était déjà puissante même à son origine, et si nous résumons ici quelques-unes des observations les plus remarquables, recueillies par nos prédécesseurs, c'est surtout pour que l'on puisse apprécier, en présence des succès vraiment extraordinaires obtenus alors par des moyens imparfaits et de tout point élémentaires, combien l'efficacité de ces moyens doit être aujourd'hui bien plus considérable encore, après les nombreux perfectionnements que pour une part importante nous leur avons fait subir.

Angines ulcéreuses et gangréneuses. — Dès l'année 1779, le médecin anglais Dobson applique, dans plusieurs cas, *l'acide carbonique*. Il constate que le gaz active singulièrement la cicatrisation et fait disparaître les symptômes inflammatoires beaucoup plus rapidement que les topiques ordinaires.

Angines et laryngites granuleuses rebelles. — Le docteur

Willemin, en 1858, obtient de nombreux succès par l'inhalation et le douchage du gaz carbonique. Il cite entre autres : 1° la cure dès la troisième séance d'une angine chronique avec soulèvement de la muqueuse, gonflement des amygdales, etc., rebelle à tout traitement, y compris l'électricité ; 2° d'une angine datant de onze années, avec ulcération complète de la voix, etc.

Le docteur Spengler, à Ems, applique, depuis 1864, l'acide carbonique *simple* contre les laryngites et pharyngites granuleuses. Nombreuses guérisons.

PHTHISIE PULMONAIRE. — BRONCHITES GRAVES. — Percival, de Manchester, traite plus de trente cas de phthisie par l'inhalation carbonique. Malgré la mauvaise préparation du gaz qu'il obtient en faisant réagir du vinaigre sur de la craie, il combat très heureusement les plus graves symptômes.

Le docteur Withering, par les mêmes procédés, améliore deux malades et en guérit un troisième.

Docteur J. Ewarth.— Cas très intéressant.— Femme phthisique à la suite d'une pleurésie grave. Amaigrissement, fièvre le soir, sueurs abondantes ; toux presque continuelle, etc. — *Inhalations quotidiennes ; dégagement de gaz* dans la chambre. Guérison complète.

Docteur Soucelier. — Phthisie confirmée. Guérison par l'acide carbonique.

Docteur Girtanner. — Jeune homme de vingt trois ans. Amaigrissement, fièvre, toux violente, insomnie, crachats épais, sueurs, diarrhées. — *Inhalation d'acide carbonique mêlé d'air*. Guérison complète en deux mois.

Docteur Goin, à Saint-Alban. — Jeune fille de dix-huit ans. Epuisement, apathie, toux sèche et fréquente, oppression, défaillance, parents morts phthisiques. — *Inspirations de gaz*. Guérison complète en trois mois.

Docteur Nepple. — Jeune dame de vingt-quatre ans. Fièvre, sueurs nocturnes, toux, crachats sanguinolents. — *Inspirations de gaz* abandonnées puis reprises. Guérison complète.

Docteur Herpin (de Metz). — Nombreuses applications d'acide carbonique. « Dans les bronchites chroniques, dit ce médecin, les inhalations peuvent seules atteindre directement le mal. Dans les pharyngites et les laryngites, les douches de gaz suffisent ordinairement pour guérir la maladie. »

Asthme. — Docteur Goin. — Accès d'asthme revenant tous les soirs, avec beaucoup d'intensité. —*Inhalations carboniques* avant l'heure présumée des accès. Guérison complète.

Docteur Durand-Fardel. — Malade âgé de 53 ans ; goutteux et asthmatique. Accès pendant plusieurs heures. — *Inhalations* d'acide carbonique deux fois par jour, pendant dix minutes. Guérison complète.

Docteur J. Rengade. — Phthisie granuleuse ou galopante. — Jeune homme de vingt-cinq ans ; fièvre le soir, sueurs profuses diurnes et nocturnes ; toux opiniâtre, amaigrissement rapide, perte des forces. — *Inhalations* au moyen du *gazogène inhalateur*, deux fois par jour. Après trois semaines de traitement, cessation de tous les symptômes. Retour au travail.

Bronchite chronique. — Toux pénible, crachats abondants, épais, fétides, colorés. — *Inhalations* avec le *gazogène*. Après quinze jours de traitement, expectorations très diminuées sans odeur ni coloration. Amélioration rapide.

Asthme. — Accès de suffocation tous les quatre à cinq jours, le soir. — *Inhalations, cigarettes*. Suspension des accidents. Inhalations continuées comme moyen préventif.

A ces exemples que nous avons dû, pour être bref, choisir parmi les plus remarquables, il serait superflu d'en ajouter d'autres, qui ne sauraient en somme être plus concluants. Ces observations prouvent victorieusement la puissante influence de l'acide carbonique, même employé seul, contre les maladies des voies respiratoires.

On n'attend sans doute point de nous que nous cherchions à prouver de même, par d'autres exemples, l'action non moins efficace des moyens auxiliaires que nos appareils permettent d'employer concurremment. Les vapeurs et les liquides pulvérisés ont depuis longtemps rendu séparément d'immenses services, et nous venons de montrer qu'ils en peuvent rendre de plus considérables encore, combinés entre eux ou mêlés à d'autres fluides non moins actifs.

DES COMPLICATIONS

Il n'est point de maladies chroniques plus sujettes aux complications que celles des organes respiratoires, surtout quand ces maladies sévissent depuis quelque temps et sans avoir été jamais sérieusement combattues chez des personnes d'une constitution d'ailleurs peu favorable à la guérison.

C'est ainsi qu'un grand nombre d'*angines* et de *laryngites* peuvent être symptomatiques de diverses maladies constitutionnelles, telles que la *goutte*, l'*herpétisme*, la *syphilis*, le *cancer*, etc., et qu'il est indispensable alors de joindre un traitement spécifique général à la médication directe, sous peine de voir celle-ci perdre beaucoup de son efficacité ou n'amener qu'une guérison passagère.

De même, dans les maladies de la poitrine, il est d'une extrême fréquence que le cœur soit atteint en même temps que les poumons. Très souvent, par exemple, l'asthme nerveux, l'angine de poitrine, etc., sont uniquement causés par une affection cardiaque, contre laquelle il sera toujours avantageux d'utiliser les moyens spéciaux, malheureusement restreints, que nous offre la thérapeutique.

Il n'est point, enfin, jusqu'à l'intervention chirurgicale qui ne puisse être nécessaire; et nous devons faire remarquer, à cet égard, combien ont été perfectionnés les procédés opératoires usités en pareil cas, depuis que Turck et Czermak ont appliqué pour la première fois le *laryngoscope* au diagnostic et au traitement des maladies de l'arrière-bouche et de l'organe vocal.

L'appareil explorateur lui-même n'est pas sans avoir subi déjà de nombreuses modifications, et pour notre part, nous nous sommes attaché surtout à rendre plus commode et plus parfait l'éclairage du miroir laryngoscopique. La lampe dont nous nous servons est vissée sur une étroite tablette qui ne gêne en rien les mouvements, et dont le pied, glissant à frottement doux dans un tube métallique, peut s'élever, s'abaisser et se fixer à la hauteur convenable, à l'aide d'une vis de pression.

Il nous est facile ainsi d'examiner le malade assis ou debout, à la lumière directe ou réfléchie, et d'éclairer rapidement, dans toutes les attitudes, les parties sur lesquelles l'opération doit être pratiquée.

AUTRES APPLICATIONS

DE LA MÉDECINE PNEUMATIQUE

Les différents moyens thérapeutiques dont nous venons d'étudier l'application aux seules maladies des voies aëriennes sont trop actifs et trop puissants pour ne posséder point encore une très grande efficacité contre des affections d'autre nature et siégeant sur d'autres organes.

On comprend, par exemple, avec quelle énergie doivent agir, contre la plupart des maladies de la peau, des organes des sens et des cavités naturelles, les douches gazeuses et les pulvérisations réactives qu'il est facile d'obtenir au moyen de nos appareils. Dans notre pratique, nous ne manquons jamais l'occasion de les prescrire ; aussi devons-nous indiquer sommairement ici les procédés qui nous ont toujours donné les meilleurs résultats :

Maladies de la peau. — 1° *Eczéma chronique, herpès, acné simple* et *rosacée* ou *couperose ; impetigo, lichen, pityriasis, psoriasis, dartres,* etc.

TRAITEMENT : Par jour, suivant la gravité du mal, *deux ou trois pulvérisations de soufre naissant,* par *l'acide carbonique.* (Formule C.)

2° *Ulcérations rebelles,* liées à un vice du sang : *scrofule, syphilis,* etc. — *Ulcères* et *plaies* de mauvaise nature.

Traitement : Par jour, *deux ou trois pulvérisations d'iode naissant,* par l'acide carbonique ; ou bien, pulvérisation simple d'une solution d'*acide phénique* (1 gr pour 100 gr d'eau), par l'*acide carbonique,* surtout si le mal siége dans un endroit découvert, où l'iode pourrait tacher la peau en brun.

Maladies des organes des sens. — 1° Nez et fosses nasales. *Ozène* ou *coryza ulcéreux :* Douches d'*acide carbonique gazeux* (formule E), ou bien *pulvérisation phéniquée,* par l'*acide carbonique.* Deux fois par jour.

2° Yeux et paupières. — *Conjonctivites* et *kératites chroniques :* Douches légères d'*acide carbonique gazeux.* Une ou deux fois par jour.

3° Oreilles. — *Ecoulements chroniques.* Chaque jour, deux ou trois douches de gaz carbonique.

4° Langue et bouche. — *Ulcérations :* Pulvérisations d'*acide phénique* ou d'*iode naissant,* par l'acide carbonique.

Maladies des femmes. — *Ulcérations* et *cancer du col de l'utérus :* Douches d'*acide carbonique* au moyen du *Gazogène inhalateur,* auquel on adapte un tube d'une longueur suffisante, muni d'une canule à injections. Excellent moyen.

Nous venons de faire connaître les remarquables propriétés de l'acide carbonique, et de parcourir le vaste champ pathologique où son usage doit le plus souvent être suivi des meilleurs effets. — La médecine pneumatique, cependant, nous offre encore, pour des cas exceptionnels, d'autres fluides gazeux non moins efficaces, mais d'une action beaucoup plus limitée.

L'*hydrogène* pur est surtout plus spécial contre les affections nerveuses rebelles. On le prépare dans le *Pulvérisateur hydro-pneumatique* ou dans le *Gazogène inhalateur*, de la même manière que le gaz carbonique, en substituant à l'eau ordinaire un mélange d'*eau* et d'*acide sulfurique pur*, et aux sels effervescents, quelques grammes de *grenaille de zinc* débarrassée, par la distillation, de toute trace d'arsenic.

L'*oxygène*, dont la préparation est malheureusement plus délicate et l'administration moins commode, ne laisse pas de présenter également une utilité particulière contre la chlorose, le diabète, et certaines formes d'asthme et de phthisie.

Le *protoxyde d'azote*, dont les propriétés anesthésiques sont bien connues, peut convenir de même, dans quelques cas encore plus rares ; mais toutes les considérations relatives aux applications de ces derniers gaz trouveront leur place dans notre *Traité complet de médecine pneumatique*, et ce serait dépasser les limites de cette notice, destinée surtout à guider le malade dans le maniement de nos appareils, que de poursuivre ici leur étude.

APPENDICE

DOSAGE DES SOLUTIONS A PULVÉRISER

La délicatesse des appareils nous obligeant à ne pré parer pour la pulvérisation ou l'inhalation que des so lutions médicamenteuses minutieusement dosées et composées de façon à assurer leur inaltérabilité, nous avons dû songer à rendre leur prescription aussi facile que possible à MM les médecins.

Dans ce but, nous avons préparé des solutions iodu- rées, sulfureuses, etc., NORMALES, qu'il suffit d'étendre plus ou moins *d'eau distillée* pour les rendre *moins* ou *plus* actives.

Ainsi, la solution iodurée ordinaire, que nous pres- crivons au début du traitement, étant composée de :

> Solution iodurée normale... 1 gram.
> Eau distillée............ .... 20 gram.

il suffira, suivant le résultat que l'on veut produire, de diminuer ou d'augmenter de quelques grammes la proportion du véhicule, en se souvenant toujours que la solution même *médiocrement concentrée*, est extrême- ment énergique.

On formulera de la même manière pour le soufre, l'iodure de fer, de mercure, et les autres médicaments.

NOTA. — MM. les docteurs en médecine, et toutes les personnes qui désireraient voir fonctionner les appareils, peuvent se présenter chaque jour chez ·M. Gelin, pharmacien, 38, rue Rochechouart, qui leur donnera toutes les explications désirables. M. le docteur J. Rengade se fait pareillement un devoir de répondre à toutes les communications ou demandes de renseignements spéciaux, que ses confrères vou- dront bien lui adresser directement, 2, avenue Tru- daine.

PHARMACIE GELIN

38, RUE ROCHECHOUART, 38

PRIX-COURANT

DES APPAREILS INHALATEURS
du docteur J. RENGADE

ET DES PRODUITS PHARMACEUTIQUES SPÉCIAUX, POUR

LE TRAITEMENT DIRECT ET RATIONNEL

DES

MALADIES DES VOIES RESPIRATOIRES

PAR LA MÉDECINE PNEUMATIQUE

1° MALADIES DE LA GORGE ET DE L'APPAREIL VOCAL

	fr.	c.
1° Pulvérisateur hydro-pneumatique à réactions, avec ses divers accessoires........	26	»
— Pulvérisateur accessoire, seul.........	4	»
— Tube à douches gazeuses...........	1	»
2° Sels effervescents, pour la production de l'acide carbonique (quarante doses)....	4	50
3° Mixture iodo-balsamique, pour inhalations	2	50
4° Solution iodurée ou sulfureuse à pulvériser.............................	1	50
5° Solution réactive à pulvériser, pour la		

production de l'iode ou du soufre nais-
sants 1 50

6° Potion adjuvante (Hydrolat diaphonique).   3 »

Le traitement complet. . . . .   39 »

2° MALADIES PULMONAIRES CATARRHALES

1° Gazogène inhalateur. . . . .   16 »

2° Sels effervescents pour la production de
l'acide carbonique (quarante doses). 4 50

3° Mixture iodo-balsamique pour inhala-
tions 2 50

4° Potion adjuvante (pectorale). . . . .   3 »

Le traitement complet. . . . .   26 »

3° MALADIES PULMONAIRES NERVEUSES

1° Fumigateur à narghilé. . . . .   5 »

2° Mixture iodo-balsamique pour inhala-
tions 2 50

3° Cigarettes antidyspnéiques (la boîte). . . .   2 50

4° Potion adjuvante (pectorale). . . . .   3 »

Le traitement complet. . . . .   13 »

Les diverses pièces des appareils pouvant être vendues séparément, il est toujours facile de remplacer celles que l'on aurait égarées ou brisées.

On trouve en outre, à la pharmacie Gelin des *pulvérisateurs* de verre ou de métal de tout système.

Expédition contre remboursement, dans les départements et à l'étranger. — Ajouter au prix du traitement complet, 2 francs pour frais d'emballage, le port restant à la charge du destinataire.

AUTRES PRODUITS SPÉCIAUX DE LA PHARMACIE

HYDROLAT DIAPHONIQUE

Les personnes sujettes à fatiguer leur voix, les orateurs, les avocats, les artistes dramatiques, sont fréquemment exposés à de petits accidents qui, pour ne point nécessiter un traitement méthodique, n'en sont pas moins quelquefois extrêmement incommodes et gênants. C'est tantôt un spasme passager de la glotte, une irritation légère, la sécrétion d'une mucosité (*le chat* des chanteurs), qui les occasionnent ; mais il est peu de bons moyens pour les prévenir et les combattre efficacement. Nous ne saurions trop recommander, en ce cas, le simple usage de deux à trois cuillerées d'*hydrolat diaphonique*, prises coup sur coup, et servant au besoin de gargarisme. La potion simplement adjuvante du traitement pneumatique devient, contre ces accidents légers et relativement bénins, un véritable spécifique dont les excellents effets se font aussitôt sentir.

ELIXIR GELIN

(Médecine noire du Codex perfectionnée)

Le plus sûr et le plus agréable des purgatifs. D'une administration facile, il agit sous un très petit volume et convient à tous les tempéraments et à tous les âges.

On peut le prendre en tout temps et sans aucun soin préliminaire. L'inaltérabilité parfaite qu'entre autres améliorations nous avons pu lui donner, permet de le garder en réserve aussi longtemps qu'on le désire, et lui assure, à ce titre, une place dans la pharmacie de campagne, pour un cas urgent. — Prix du flacon : 1 fr. 60.

SIROP DE RAIFORT IODÉ

Cette préparation, réunissant les propriétés de l'huile de foie de morue et celles du sirop antiscorbutique, peut leur être substituée avec avantage dans tous les cas où l'un ou l'autre de ces médicaments doit être employé. — Prix du flacon : 3 fr.

PILULES BALSAMIQUES AU PROTO-IODURE DE FER

Cette combinaison de deux médicaments se complétant l'un par l'autre, permet d'administrer, sous un petit volume, les substances balsamiques, généralement difficiles à prendre et dont la puissance se trouve ainsi considérablement accrue par les vertus toniques du fer. — Les maladies chroniques des voies respiratoires et urinaires sont toujours heureusement modifiées par cette excellente préparation. — Prix du flacon : 4 fr.

POUDRE ANTI-DYSPEPSIQUE

Les digestions difficiles, les gastralgies, gastrites et toutes les affections douloureuses de l'estomac peuvent rapidement s'améliorer par l'usage de la poudre ANTI-DYSPEPSIQUE. D'un emploi commode et agréable, ce médicament triomphe bientôt des aigreurs, acidités, éructations pénibles qui précèdent ou suivent le travail digestif. — Prix : 1 fr. 50.

VIN TONI-NUTRITIF A LA COCA DU PÉROU AU QUINQUINA
ET AU SIROP D'ÉCORCES D'ORANGES

Associée au quinquina et au sirop d'écorces d'oranges, dont les propriétés sont bien connues, la *Coca* du *Pérou*, si remarquable par ses vertus fortifiantes et nutritives, devait donner un produit bien supérieur à tous les toniques ordinaires..

Ce *vin* réunissant au plus haut degré les excellentes qualités d'une telle combinaison, sera donc employé constamment avec succès dans les cas où il s'agira de reconstituer promptement l'économie et lui rendre des forces. — Prix : 3 fr.

TABLE

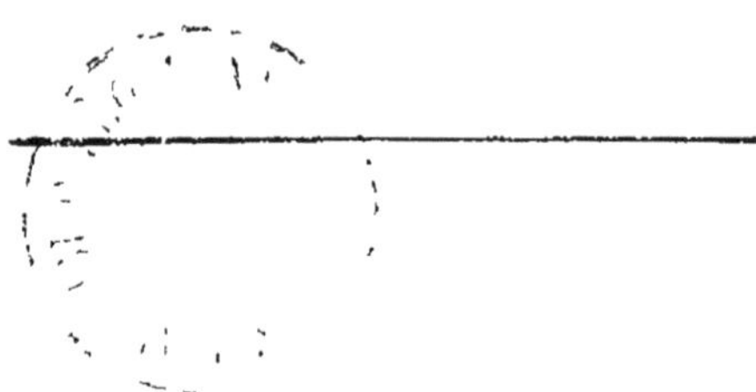

Paris. — Imprimerie Alcan-Lévy, 61, rue de Lafayette.